TRAITEMENT

DE

L'ARTHRITE FONGUEUSE

PAR L'ABRASION INTRA-ARTICULAIRE

TRAITEMENT

DE

L'ARTHRITE FONGUEUSE

PAR

L'ABRASION INTRA-ARTICULAIRE

PAR

Le Dr Victor de LAPRADE

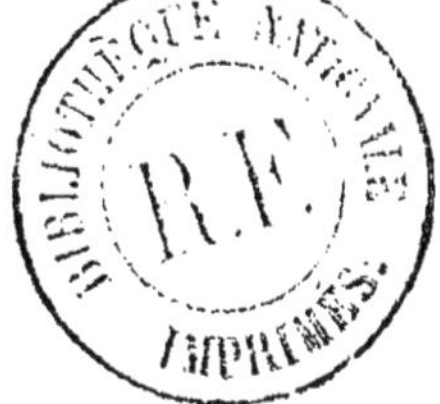

PARIS

A. PARENT, IMPRIMEUR DE LA FACULTÉ DE MEDECINE

31, RUE MONSIÉUR-LE-PRINCE, 31

1880

TRAITEMENT

DE

L'ARTHRITE FONGUEUSE

PAR

L'ABRASION INTRA-ARTICULAIRE

> « Le caractère conservateur de l'art chirurgical n'est que le corollaire de l'avancement et du perfectionnement de la pathologie. On peut affirmer que la chirurgie est destinée à être de plus en plus conservatrice puisqu'elle devient de plus en plus éclairée » (1).

INTRODUCTION.

Quant l'immobilisation, la compression, les révulsifs sont demeurés impuissants à arrêter la marche d'une arthrite fongueuse, avant de songer à sacrifier, nous ne disons pas le membre , mais une portion notable du squelette, il est possible de supprimer entièrement le foyer morbide en causant des dégats relativement peu considérables. On atteint ce but :

1° *Par la cautérisation.* — Injections, (iode, acide phénique, nitrate d'argent, chlorure de zinc etc.) mais elles sont plutôt modificatrices, substitutives, que franchement destructrices ; Ignipuncture de M. Richet. Köcher, (de Berne; a guéri des tumeurs blanches tena-

(1) M. F. Guyon. Ouverture du cours de pathologie chirurgicale. Mars 1878.

ces par le fer rouge cunéiforme, promené sur toute la surface de la capsule. M. Ollier a obtenu (mais sur le pied seulement) de brillants résultats en combinant l'évidement avec la cautérisation.

2° *Par le raclage.* — Il n'a été jusqu'à présent appliqué aux maladies articulaires que d'une façon timide.

Nous nous proposons d'étudier ici la méthode de raclage, la plus parfaite, parce qu'elle est la plus complète, parcequ'elle permet d'enlever jusqu'à la dernière granulation d'une synoviale fongueuse ; c'est celle que M. Létiévant, chirurgien en chef de l'Hôtel-Dieu de Lyon, professeur à la faculté de médecine, a dans ces derniers temps pratiquée et décrite sous le nom d'Abrasion intra-articulaire ou encore Arthroxésis (ἄρθρον ξέω).

Voici en quels termes récemment, M. Létiévant soumettait sa méthode à l'appréciation des praticiens :

« La bénignité du raclage extra articulaire m'a engagé à faire l'abrasion des fongosités intra-articulaires de certaines tumeurs blanches. Les tumeurs blanches communes débutent généralement par des fongosités formées à la surface interne de la synoviale. Ces fongosités se développent, distendent, puis perforent la capsule articulaire et vont s'accumuler en un ou plusieurs points au-dessous de l'aponévrose et de la peau. Ces fongosités constituent à elles séules la lésion morbide dans la synovite fongueuse. L'os, dans ces cas, n'est altéré que par leur présence : cette altération, légère d'ailleurs est seulement à sa surface. L'os est alors comme érodé par place. Le cartilage d'encroûtement, atteint quelquefois sur les bords, s'y détache par parcelles fines : ou bien ces bords ont disparu par altération velvétique : L'extrémité osseuse érodée n'a aucune lésion dans son épaisseur, ni abcès, ni fongosités intérieures, ni séquestre. Les altérations de l'os ou des autres tissus ne sont que des lésions accessoires et symptomatiques.

Il me parait inutile, dans ces cas, de sacrifier une masse osseuse parce qu'elle est entourée d'un fongus qui a légèrement altéré sa surface. Il se trouverait même en un ou deux points, ce que je n'ai pas observé, des fongosités profondes, il faudrait éviter, sans pour cela amputer ou réséquer.

Enlever le mal, rien que le mal. Respecter ce qu est sain, tout ce qui est sain.

En agissant ainsi, on doit obtenir :

1° *Une économie* pour l'organisme dans le travail de réparation.

2° *Une adaptation exacte* des surfaces articulaires laissées dans leur rapports normaux.

3° *La conservation* plus complète des capsules articu laires ligamenteuses qui seront à peine intéressées.

4° *Une précision dans les mouvements* que les méthodes en usage ne donnent pas habituellement.

Ce dernier point me paraît devoir imposer la méthode dans les synovites fongueuses du coude par exemple : la résection dans ces cas paraissant délaissée par quelques chirurgiens en raison de la mobilité exagérée et molle du membre qui en est assez souvent la conséquence et qui laisse un membre inutile et embarassant. J'appliquai donc l'abrasion pour une tumeur blanche volumineuse du coude, (avril 1879) ;

OBSERVATIONS.

I. — Marcellin Bador, agé de 15 ans, portait au coude droit une volumineuse tumeur blanche fongueuse, datant de trois ans, douloureuse, ramollie, sur le point de s'ouvrir. On avait proposé l'amputation du bras, puis la résection de la jointure.

Opération. Le 29 Avril 1879. Le malade est anesthésié, son membre supérieur exsanguifié suivant les préceptes d'Esmarch.

Premier temps. Je fis à la surface externe de la région du coude une incision longue de 10 centimêtres. Elle commençait au bord externe de l'aponévrose intermusculaire externe, au bras, descendait sur la région latérale du coude, puis se recourbait un peu en arrière pour se terminer sur le bord externe du cubitus : cette direction dans le but d'éviter le nerf radial et de le laisser dans la lèvre antérieure de la plaie.

L'incision, n'intéressant d'abord que la peau et l'aponévrose, mit à découvert deux foyers de fongosités gros comme des œufs de pigeons, que j'enlevais avec des râclettes à cet usage. L'abrasion de ces fongosités, ainsi que le nettoiement complet des cavités celluleuses qui les logent, s'opèrent avec facilité.

Ces premières masses fongueuses communiquaient par deux ou trois petits prolongements à travers la capsule articulaire avec celles qui étaient contenues dans la cavité articulaire.

Je fis à ce niveau sur la capsule fibreuse une incision verticale de trois centimètres, réunissant les perforations, et par cette fente, j'enlevais les masses fongueuses accumulées vers la petite tête du radius. Elles étaient nombreuses à la face interne du ligament annulaire distendu, au pourtour de la cupule et du col du radius, au devant et en arrière de la facette sigmoïdale du cubitus. Il fallut une attention patiente pour faire à ce niveau une abrasion complète. Le cartilage était détruit sur le bourrelet radial et les bords de la capsule, intact sur le centre de la cupule et sur la facette sigmoïdale. L'os était érodé au col et au bourrelet radial ; Je n'enlevais que les poussières cartilagineuses et osseuses qui cédèrent à un léger frottement.

Par la même fente je fis encore la toilette du condyle huméral dont le cartilage était détruit ; puis j'abrasais les végétations accumulées dans la région olécrânienne externe d'abord, coronoïdienne externe ensuite. Le bord externe de l'olécrane n'était pas altéré ; la crête qui borde la poulie en dehors était dénudée de son cartilage ; mais le cartilage de la poulie était intact.

Pour apprécier ces caractères et compléter la toilette articulaire de la région externe, je dus écarter les surfaces osseuses, les dévier et faire ainsi une luxation de quelques instants.

Deuxième temps. Incision de la peau à la région interne de l'article, partant du niveau de l'aponévrose intermusculaire interne, au bras, laissant en arrière le nerf cubital, se continuant dans une direction rectiligne en dedans de la gouttière du nerf cubital et se terminant, en s'inclinant légèrement en avant, dans le but de respecter le nerf cubital laissé ainsi tout le long en arrière. Cette incision, motivée dans ce cas par les saillies fongueuses, doit être dans d'autres cas faite plus en arrière, de manière à laisser le nerf cubital en avant dans toute sa longueur.

Je fis alors comme pour la région externe, le raclage de la région olécrânienne interne, et à ce moment avec la râclette, au-dessous du tendon du triceps, un passage pour introduire le doigt indicateur. Je communiquais ainsi avec la région externe. Les fongosités de la région interne de l'interligne, celles de la région interne de l'apophyse coronoide, furent à leur tour enlevées. Je soulevais en avant le tendon du brachial antérieur, et à ce niveau encore je mis en communication la plaie interne avec la plaie externe.

L'opération avait durée plus d'une heure.

J'inspectais alors minutieusement toutes les parties de la cavité articulaire, m'assurant de la netteté de la surface interne de la capsule ; je m'assurais aussi du nettoiement complet de toutes les saillies et dépressions osseuses et cartilagineuses articulaires et de l'absence de tout prolongement intra-osseux.

Deux drains de crins furent placés dans les trajets sus olécrâniens et sous-coronoïdiens, pour favoriser l'écoulement des liquides.

Pansement anti-hémorrhagique et phéniqué.

Immobilisation du membre en gouttière.

Il n'y eut aucune complication, ni fièvres. ni douleurs vives. Le malade conserva son appétit, il se leva la deuxième semaine, la troisième il sortit au jardin. L'exsudat séro-purulent versé par la plaie fut assez abondant plus d'un mois, puis diminua progressivement.

Un mois et demi après l'opération, il ne restait plus de crin dans la plaie; deux mois plus tard la cicatrisation était complète. Le malade depuis déjà plusieurs semaines s'exerçait aux divers mouvements de l'avant-bras.

Ces mouvements s'accomplissent aujourd'hui avec précision; ils existent dans la moitié de leur étendue pour la flexion et l'extension. La pronation et la supination s'accomplissent : le doigt reconnait facilement pendant ces mouvements la tête radiale roulant dans sa situation normale. Le doigt reconnait aussi l'épicondyle, l'épitrochlée, la poulie humérale, l'olécrâne, en un mot toutes les saillies osseuses, comme toutes les dépressions qui existent à l'état normal. Ce coude a la conformation parfaite et la précision la plus grande dans ses mouvements. Les flexions latérales n'y éxistent nullement. C'est un retour à l'état normal comme disposition, et avec le temps la motilité deviendra complète.

II. — Encouragé par ce résultat, jai entrepris la même opération sur une jeune fille de 19 ans.

Augustine X... portait une tumeur blanche du coude dans des conditon analogues à celles de Bador. L'arthrite remontait à six ans. On avait proposé la résection.

Je pratiquai l'abrasion comme précédemment.

Opérée le 17 juillet, cette malade est aujourd'hui en bonne voie de guérison.

III. — J'ai opéré une troisième malade, Françoise C..., âgée

de 33 ans, le 29 octobre 1879. Elle avait une tumeur fongueuse
du coude remontant à six mois. Je fis l'abrasion par ma méthode
Toutes ces fongosités furent poursuivies et enlevées. La malade.
aujourd'hui est dans d'excellentes conditions de guérison.

IV. — Le 6 novembre 1879, j'ai opéré une quatrième malade,
Marie M..., âgée de 16 ans, atteinte de tumeur blanche fongueuse, ouverte à l'extérieur par une large fistule qui condui-
sait le stylet dans une cavité rugueuse. Mêmes conditions. Même
opération complète. Mêmes résultats immédiats heureux.

V. — Je puis joindre à ces quatre faits celui d'une jeune
fille, Gabrielle X..., âgée de 15 ans 1/2 que nous avons opérée de
la même manière, M. Daniel Mollière et moi, le 8 novembre
1879.

Cette malade était entrée dans le service de mon collège et
ami M. D. Mollière. Il me pria de faire avec lui cette opération ;
il constata l'abrasion intra-articulaire pouvait être complètement
obtenue.

Ces cinq faits qui seront publiés avec détail, permet-
tent de conclure :

1° Que l'abrasion totale des fongosités d'une articulation est possible ;

2° Que celle du coude est d'une grande innocuité
dans ses suites immédiates ;

3° Que relativement la réparation consécutive à ce
mode opératoire s'effectue avec rapidité.

4° Dans ses résultats éloignés, cette méthode con-
serve la précision des mouvements et évite pour le
coude la flexion latérale et l'inertie par mobilité exagérée. »

Il nous a paru d'un haut intérêt de commenter ces

faits et de les augmenter. Notre excellent maître M. Létiévant, non seulement a bien voulu nous y autoriser, mais il a mis ses conseils à notre disposition avec sa bienveillance si connue de tous. Qu'il reçoive nos sincères remerciements; c'est un agréable devoir pour nous de lui témoigner publiquement notre gratitude.

Chapitre II

HISTORIQUE

Le procédé opératoire qui nous occupe, a été, de la part de son auteur, l'objet d'une première communication faite au congrès périodique international d'Amsterdam (septembre 1879) ; puis d'une seconde, présentée, en novembre de la même année, à la société des sciences médicales de Lyon ou elle donna lieu à une discussion assez vive. Là aurait pu suivant nous se borner tout notre historique ; nous entrerons pourtant dans quelques détails.

Il serait puéril de rechercher une semblable méthode dans les anciens auteurs. Si Paul d'Egine réséquait des extrémités articulaires pour des cas pathologiques ; si l'évidement auquel Sedillot a attaché son nom à juste titre est réellement renouvelé de Celse ; nous ne pensons pas que l'abrasion intra articulaire ait été fami-

(1) Voir Lyon médical 16 novembre 1879.

lière à Antyllus (1)? Rien dans ce que ses successeurs ont rapporté de lui n'autorise à le faire croire. Nos investigations sont forcément limitées à ces dernières années. Plustôt l'opération n'a pas été faite, elle ne pouvait pas l'être ; il fallait pour en avoir seulement l'idée, que Lister supprimat pour ainsi dire, les plus graves des complications des plaies, en inaugurant sa méthode antiseptique, qui, on doit le reconnaître maintenant, marque une ère nouvelle dans l'histoire de la chirurgie : « Si je n'avais eu la sécurité que me donnent mes statistiques et une expérience déjà longue du pansement Listérien, je n'aurais jamais osé ouvrir largement de grandes articulations, les luxer pour les nettoyer, remettre les os en place, drainer et conduire la plaie a guérison, Arthroxésis. » (Sur le pansement antiseptique à l'Hôtel-Dieu de Lyon ; Létiévant Lyon médical, Avril 1880.)

En Angleterre, les mémoires, revues, journaux, comptes-rendus des sociétés de médecine ne citent pas de cas où l'on peut reconnaître la méthode que nous étudions, et cependant on exerce journellement à Londres les manœuvres les plus audacieuses sur les articulations. Les vastes incisions à ciel ouvert appliquées aux corps mobiles articulaires et à l'hydarthrose donnent à Lister de très nombreux succès.

Annandale (2) (d'Edimbourg) recommande une large

---

(1) Un membre du congrès objecta que l'opération avait été faite par Antyllus (330 ans après J.-C). En revanche Volkmann présent à la séance ne dit pas un mot.

(2) On the pathologie and operative treatment of hip disease by. th. Annandale (the Lancet 1876).

ouverture de la synoviale de la hanche, non plus comme moyen de traitement, mais comme mode d'exploration, de diagnostic, pour constater la présence du pus dans l'article, pour savoir si les altérations osseuses nécessitent oui ou non la résection.

Seuls, en Allemagne, les travaux de R. Volkmann (1) et ceux de son premier assistant, Max Schede (2), doivent fixer l'attention. Là se trouvent passées en revue toutes les affections dont on peut venir à bout par le raclage : maladies des parties molles (Lupus, ulcères scrofuleux et syphilitiques, fistules anales, dégénérescences ganglionnaires, carcinomes utérins) ; maladies du squelette et des articulations (toutes les formes d'ostéite, carie, nécrose, tumeurs blanches). La curette ou cuiller tranchante peut servir à l'évidement simple (observations venant renforcer les statistiques de Sédillot), à l'évidement précédé de la résection, au raclage précédé de la résection, enfin au raclage substitué à la résection. Occupons-nous seulement de ce dernier cas.

Volkmann (3) trace ainsi les règles : ouvrir les abcès, racler les trajets, élargir les fistules, pénétrer dans l'articulation, enlever les fongosités, les parties

____

(1) Die resectionen der Gelenke Von R. Volkmann (Sammlung Klinischer Vorträge n° 51).

(2) Ueber den Gebrauch des Scharfen Löffels ber der behandlung von beschwüren Von M. Schede. Halle, 1872.

Nous devons la connaissance de plusieurs de ces travaux à l'extrême obligeance de notre ani E. Vincent, professeur agrégé à la Faculté de Lyon.

(3) Volkmann. Loc. cit.

osseuses détachées, ruginer les extrémités cariées, réitérer les manœuvres si la guérison se ralentit.

Schede (1) rend compte de la pratique de Volkmann.

OBSERVATION. — Conalgie chez une petite fille de 6 ans. Depuis 18 mois fiistule au pli inguinal au-dessuous du ligament de Fallope. La fistule conduit à l'articulation, elle est dilatée avec le doigt pour l'examen de la cavité qui contient deux séquestres et de nombreuses granulations. Après avoir retiré quantité de granulations, on trouve la tête détruite. Drainage, guérison au bout de 3 mois. mouvement avec raccourcissement très faible.

En quoi diffèrent le raclage de Létiévant et celui de Volkmann? Est-ce une même opération? Non évidemment. Personne ne les confondra, l'une s'adresse presque exclusivement à la membrane séreuse, l'autre surtout sur les extrémités articulaires. D'une part, extraction complète, totale des granulations et pour cela, débridements multiples et étendus; d'autre part on se contente de dilater avec le doigt un orifice fistuleux, on enlève des fongosités, mais on en laisse, parce qu'on ne les craint pas.

Volkmann (2) met en doute la forme syvoniale primitive de l'arthrite fongueuse; pour lui, toujours le mal a son origine dans un noyau caséeux, formé dans l'os, et toujours de nature tuberculeuse : « J'ai guéri en raclant le foyer primitif de l'épiphyse, ou en drainant la synoviale bien que sa face interne soit couverte de granulations. » Les deux chirurgiens admettent une

(1) Schede. Loc. cit.
(2) Caractère et traitement des arthrites fongueuses (Discours prononcé le 15 mars 1879 à la réunion des médecins à Francfort sur le Mein par R. Volkmann). Sammlung Klinischer Vorträge.

genèse diamétralement opposée, ils ne peuvent insti-
tuer un traitement identique.

- Le professeur Billroth, que nous remercions de ses
précieux renseignements, nous écrit avoir pratiqué
l'opération de M. Letiévant un certain nombre de fois
chez les enfants ; il se loue peu des résultats obtenus,
mais n'a absolument rien publié sur ce sujet.

On cherche en vain des observations fournies par les
chirurgiens français.

En 1872, un élève de M. Broca, le docteur Augé (1),
sous l'inspiration de son maître, propose la conservation de l'olécrâne dans les résections du coude pour
assurer l'extension active ; un raclage léger de cette
apophyse suffit puisqu'elle est peu profondément altérée,
dans nombre de tumeurs blanches. C'est un plaidoyer
en faveur du principe de la conservation. Au même
titre que les travaux allemands, cette thèse avait donc
sa place marquée dans notre historique.

Nous retrouvons l'exposé de M. Letiévant et ses observations du *Lyon médical* (nov. 1879) résumés dans
la thèse inaugurale du docteur Piéchaud (2). Après
avoir étudié l'arthrotomie appliquée aux différentes
formes d'arthrites, arthrite purulente, arthrite fongueuse avec sécrétion liquide abondante sans lésion de
cartilage, arthrite fongueuse simple exempte de carie,
l'auteur de cet excellent mémoire examine la méthode
de M. Letiévant et la considère comme tout à fait nouvelle ; il la différencie nettement de la rugination et du

(1) A. Augé. De la résection du coude. Thèse de Paris, 1872.
(2) De la ponction et de l'incision dans les maladies articulaires par Th. Piéchaud. Paris 1880.

raclage des extrémités osseuses (Volkmann, Schede), qu'il regarde comme une résection superficielle par tielle. «Autre chose, dit-il, est l'opération faite dans ces derniers temps par Letiévant, (de Lyon), et qui a pour but d'aller par de vastes incisions à la recherche des fongosités développées dans la synoviale ; » il en rapproche au contraire une observation jusque-là inédite du professeur Saxtorph de Copenhague, se rattachant si immédiatement à notre sujet, si importante pour nous, que nous devons la reproduire in extenso.

Obs., *tumeur blanche, incision*, (professeur Saxtorph ; inédite.) — N. B., jeune personne de 20 ans, très peu intelligente, presque idiote. Elle nous donne des renseignements bien obscurs et incertains sur sa maladie, mais il paraît qu'elle a eu le genou gauche plus gros que l'autre dès son enfance ou au moins pendant plusieurs années, cela ne la gênait pas beaucoup et elle a pu marcher, faire de longues courses même, jusqu'au moment ou la maladie actuelle a commencé·

Il y a six jours, elle tombe dans la rue et se fait une contusion au genou gauche ; immédiatement elle est prise de douleurs assez fortes pour l'obliger de se mettre au lit, et voyant que les applications d'eau blanche ne la soulageaint pas, elle entre dans mon service. Nous trouvons une tuméfaction générale de l'articulation ; saus épanchement, mais avec un peu de fluctuation dans toute l'étendue de la capsule. On dirait une arthrite aigue, entée sur une arthrite fongueuse chronique ; les mouvements de flexion et d'extension qui étaient assez libres (à ce qu'il paraît) avant la chute, sont maintenant presque complètement abolis, elle souffre au moindre attouchement ; fièvre intense. La seule chose qui me semble indiquée, pour le moment, est d'immobiliser l'articulation, ce que je fais à l'aide d'un bandage amidonné et des attelles, le membre est placé dans une gouttière.

L'état général continue aussi mauvais, pouls à 110,

De Laprade.

2

Ayant défait le bandage quelques jours plus tard, je trouve le genou aussi gros et aussi douloureux que le premier jour.

Au côté interne du genou, tout près du condyle du tibia, il y a un point très circonscrit ou je crois sentir une fluctuation profonde ; ponctionné avec un aspirateur, il en sort du pus, mais quelques gouttes seulement. La fièvre continuant malgré la quinine, l'acide salicylique, je me décide à faire une incision, trois semaines après son entrée dans le service.

Chloroforme. Incision comme pour la résection du genou ; un large lambeau semi-lunaire antérieur des parties molles qui comprend la rotule est relevé pour découvrir l'intérieur de l'articulation. Je trouve la cavité remplie de masses fongueuses, avec ramollissement en un seul point au côté interne, adhérentes à la capsule, mais faciles à enlever par la rugination : les surfaces cartilagineuses sont saines et polies. Ayant gratté et ruginé partout ou il y avait des fongosités, je rabats le lambeau dont la base est transfixée par un tube à drainage, un drain en catgut, passe entre les surfaces articulaires pour sortir aux deux angles de l'incision ; les bords sont réunis exactement par un grand nombre de sutures. Pansement phéniqué. Bande amidonnée. Attelle postérieure en bas. Attelle en fil de fer à la partie antérieure du bandage, le tout suspendu dans un cerceau (appareil à résection du Dr Watson d'Edimbourg). C'était le 1er mars 1879. Changement du bandage le 5, le 12, le 21 (il n'y a de pus que dans les points ou sortent les drains) ; le 28, le 4 avril (la plaie est complètement cicatrisée), le 14 avril, le 22 (les sutures et le tube ont été enlevé) ; elle se lève le 2 mai ; sort un mois après, marchant bien.

La première abrasion de M. Létiévant est du 29 avril 1879, elle est décrite en septembre ; Saxtorph on le voit, avait opéré le 1er mars de la même année, mais le résultat n'est publié qu'en 1880. Ce rapprochement de dates dispense de tout commentaire. Nous ajouterons avec M. Piéchaud : « cette belle observation offre le type

du succès désirable dans l'arthrite fongueuse simple ;
le cours de la guérison n'a été enrayé par aucun accident ; elle vient dans tous ses détails confirmer l'opinion
du professeur de Lyon qui publie quatre faits d'abrasion
des fongosités sur l'articulation du coude. » Ainsi l'a-
brasion intra-articulaire, telle que la conçoit et la pratique notre maître, a, dans l'idée théorique qui guide le
chirurgien, dans le modus faciendi, une . originalité
bien marquée ; M. Létiévant en a publié plusieurs faits
et l'a posée, pour les cas de synovite fongueuse, en méthode rationnelle. On ne saurait lui en contester le mé-
rite.

CHAPITRE IIJ

OPÉRATION, SOINS IMMÉDIATS, TRAITEMENT CONSÉCUTIF

Nous ne pouvons ici sous peine de nous répéter à
chaque instant que formuler des préceptes généraux.

L'intervention une fois décidée, il faut s'entourer de
toutes les précautions antiseptiques, et malgré l'hémorrhagie consécutive qu'entraîne trop souvent l'ischémie
d'Esmarch, appliquer la bande élastique pour plusieurs
raisons ; la nécessité d'opérer à sec, l'état de débilité
toujours plus ou moins grande du sujet, la durée de
l'opération L'appareil instrumental comprend : 1° pour
les parties molles bistouri de formes variées, et pour
isoler les organes, sondes cannelées, écarteurs, spatules,

crochets mousses Pour la synoviale et les os : curettes de
toutes dimensions ciseaux, droits et courbes, rugines.

On utilisera les fistules si elles sont couvenablement pla-
cées, sinon on ne s'en préoccupera pas. Il faut certaine-
men tenir compte de la position favorable à l'écoulement
des liquides de la plaie, après l'opération, dans le décubitus
dorsal, mais les règles fondamentales se résument ainsi :
Incisions toujours parallèles à l'axe du membre, laissant
de côté par leur situation, leur direction, les vaisseaux et
nerfs importants, en nombre suffisant pour permettre
l'exploration de la cavité articulaire dans tous ses points.
Le bistouri chemine dans les interstices musculaires,
évite, si possible, les gaines tendineuses ; la râclette fait
disparaître toutes les fongosites extra capsulaires Incision de la capsule sur une longueur de plusieurs centimètres pour apprécier exactement les lésions et les
combattre, faire saillir les extrémités articulaires, les
luxer temporainement. De cette façon mais de cette façon seule les végétations granuleuses sont poursuivies
jusque dans leurs derniers retranchements. On peut les
enlever jusqu'à la dernière, n'enlever qu'elles et laisser
la surface de la capsule d'un blanc mat. Si l'ostéite est
très superficielle, on pourrait la négliger et espérer tri-
ompher des modifications morbides, puisque la lésion
produite aura été combattue dans son siège primitif.
Volkmann lui-même n'a-t-il pas écrit ? « Dans les résections de l'épaule ou de la hanche pour carie, les cavités glénoïdes ou cotyloïdes quoique atteintes, sont
maintennes en place et n'en guérissent pas moins. Car
un des effets de l'opération est l'irritation opératoire
même, elle établit un processus traumatique ayant de

la tendance à évoluer vers la régénération, le retour de l'organe ad integrum. » (1)

L'opération est longue, laborieuse, pénible, mais possible. Tout danger des vastes incisions semble disparaître devant la méthode listérienne, et tout accident prévenu. De plus, la synoviale épaissie, infiltrée, remplie de granulations, perd de son pouvoir absorbant, devient moins perméable aux substances infectieuses.

On s'occupe alors du drainage et des sutures. Les drains capillaires, dont le calibre est si facilement diminué d'une façon progressive, assureront le libre écoulement des plaies sans passer entre les surfaces articulaires. Quant à leur nombre, le temps pendant lequel ils doivent rester en place, trop de cas particuliers peuvent surgir et d'indications différentes se présenter pour dire ici rien d'absolu. Il n'y aurait qu'à défaire quelques points de suture si des troubles dus à la rétention se manifestaient. Le membre est placé dans une gouttière et immobilisé dans la position la plus favorable en cas d'ankylose. Volkmann signale un léger degré de flexion du genou comme plus utile que l'extension au point de vue fonctionnel. Autant que possible suivre le pansement Listérien dans sa rigueur. Hüeter, dans son traité des maladies articulaires, regrette qu'il soit d'un usage si difficile combiné avec l'appareil plâtré. (Hüeter (1) a combattu le raclage de Volkmann, en

1) Volkmann. Die resectionen der Gelenke, loc. cit.

(2) Klinik der Gelenkkrankeiten mit einschluss der orthopadie von C. Hüeter, Leipzig 1876.

partisan des résections à outrance, en fervent disciple de Langenbech).

La direction du traitement consècutif à une importance capitale; l'opération la plus habilement pratiquée aura le pire résultat si les suites en sont négligées. Des mouvements passifs préviennent l'atrophie, la paralysie, en maintenant l'intégrité du système musculaire; ils s'opposent à la soudure des fragments en rompant les adhérences en voie de formation, et l'usure qui résulte du frottement limite la production osseuse. Comme cet excès de régération doit être la préoccupation constante du chirurgien, il communiquera des mouvements dès qu'il se croira à l'abri des phénomènes inflammatoires, sans attendre la complète cicatrisation des trajets.

CHAPITRE IV.

INDICATIONS, DISCUSSION DU PROCÉDE.

Indications. Il faut tenir compte surtout de trois facteurs : 1° l'état anatomique de l'articulation 2° son siège. 3° âge et constitution du sujet.

Velpeau disait que le diagnostic anatomique des maladies articulaires est moins certain que celui des maladies thoraciques. Sous le nom de tumeurs blanches le clinicien comprend une synovite fongueuse, une ostéite fongueuse, une ostéo-synovite de beaucoup la plus fréquente; les caractères fournis par la tuméfaction, par la douleur, par l'ordre d'apparition de ces deux phénomènes l'un par rapport à l'autre, ont, pour reconnaitre ces formes, une grande importance. Malheureusement les malades ne donnent pas toujours de renseignements précis, et sont bien embarassés de dire, lequel de la douleur ou du gonflement a paru le premier (Velpeau).Affirmer le point de départ du mal (quel est le tissu primitivement affecté) reste un point de pathogénie fort obscur, et quoiqu'il en soit de la théorie, avec une lésion fort ancienne, de très nombreuses fistules, bien souvent à l'ouverture de l'articulation, la destruction des cartilages n'est que partielle, l'altération osseuse peu profonde.

Pour M. Létiévant la nécrose du cartilage et l'ostéite superficielle ne reconnaissent pas d'autres causes que la présence des fongosités, véritable corps étranger ; c'est ici l'indication formelle de sa méthode. Les dégâts sont très bornés et cependant on réséque. Les chirurgiens croient-ils, avec Guérin, « le danger d'autant moindre que l'on enlève une plus grande étendue des surfaces recouvertes par la synoviale », pour retrancher ainsi des portions osseuses saines? en approfondissant un peu l'étude des résections, il est assez rare de voir exactement mentionner l'état des pièces enlevées. Les auteurs se taisent trop sur ce point, dit M. Augé (1), et il réunit dans sa thèse un certain nombre d'observations (articulation du coude seulement) où l'on aurait du épargner le squelette. De là ces membres ballotants non seulement inutiles, mais si incommodes qu'il eut mieux valu les sacrifier, de là tant de raccourcissements qn'on aurait pu éviter.

Siége. Mais le raccourcissement peut dépendre encore de l'inactivité prolongée du membre et surtout

(1) A. Augé. Loc. cit.

chez l'enfant de la suppression du cartilage dia-épiphysaire. La méthode du raclage en conservant ce dernier, en abrégeant, comme il parait logique de l'admettre, la durée du traitement, en facilitant l'ankylose, si on la cherche, semble destinée aux articulations du membre inférieur, particulièrement au genou. Au coude elle a rendu et rendra de brillants services, voici pourquoi : mieux que la résection elle permet le contact intime, immédiat, des surfaces osseuses et réalise le type physiologique du ginglyme angulaire. A l'état normal, le condyle de l'humérus et la cupule du radius n'admettant jamais entre eux le moindre intervalle; faute d'obtenir ce résultat, la mobilité latérale se produit.

Age. Un raclage complet sera tenté de préférence chez l'enfant. On aura plus souvent occasion de l'appliquer, parce qu'à cet àge ou la synovite fongueuse, (arthrite de sscrofuleux), est si commune, s'impose en même temps l'obligation de respecter le cartilage d'accroissement si c'est possible. On aura aussi plus de chances de réussir : chez les jeunes sujets il y a plus de vitalité pour transformer une ostéite de mauvaise nature, les foyers sont plus limités, la suppuration moins diffuse. Chez les adultes, au contraire le périoste disparait par suppuration et le faible pouvoir de régénération osseuse, si défavorable aux résections, est bien de nature à encourager à la méthode.

A quel moment faut-il opérer? Question qui se pose avec les mêmes difficultés lors de toute intervention chirurgicale énergique, active, qu'il s'agisse d'un raclage, d'une résection ou d'une amputation. « Trop tôt,

dit Sédillot, on n'a pas encore épuisé toutes les ressources de la nature, trop tard on a laissé le mal s'étendre et
compromis le succès. » M. Létiévant croit les arthrites
fongueuses non encore ouvertes, justiciables de sa méthode. Néaumoins, chez tous ses malades, les lésions
remontaient à longtemps, chez presque tous plusieurs
fistules existaient, la suppuration était quelquefois peu
et quelquefois très abondante, il serait donc difficile de
soutenir qu'ils auraient guéri avec un traitement plus
simple. Le reproche qui consiste à déclarer l'opération
incomplète, fatalement suivie de récidive ne paraît pas
non plus justifié. Le chirurgien inspecte la cavité de
l'article à loisir, il tient les os dans sa main, il apprécie
la nature, la profondeur, l'étendue du mal et en fixe les
limites, à lui de prendre une déterminaition, de savoir
ce qu'il peut conserver, ce qu'il doit détruire. Il devra
certainement réséquer, si au lieu d'une synovite, d'une
ostéite fongueuse, il a affaire à une vaste ostéite chronique suppurative, à une vaste carie. Les incisions du
reste sont assez régulières pour permettre de transformer séance tenante, l'abrasion en résection ; ce ne sont
point deux méthodes rivales, mais deux méthodes parallèles ayant chacune leurs indications précises.

Quant à ces tumeurs blanches accompagnées d'ostéo-
myélite à marche rapide, envahissante, (1) elles ne
peuvent servir d'arguments contre la méthode. Elles
échappent à tout diagnostic clinique, elles sont recon-
nues sur la table d'amphithéâtre à l'aide du microscope.
Des résections successives sont vainement pratiquées ;

(1) Dezautière. Extension des altérations osseuses dans l'ostéité.
Thèse de Paris 1870.

Bien souvent l'amputation, dans le plus bref délai et le plus loin possible du siége de la lésion, ne sauve pas le malade. Ce sont des cas au dessus des ressources de l'art, il n'entra pas dans notre sujet de les discuter.

Trop souvent les statistiques ne se composent que des résultats heureux, les déplorables restent dans l'ombre ; nous rapportons tous les cas où la méthode a été employée. M. Létiévant a obtenu un très beau et très rapide succés ; une seconde malade peut être considérée comme complétement guérie au bout de huit mois ; mais le nombre encore trop restreint d'opérations et surtout leur peu d'ancienneté, empêchent de porter sur elles un jugement définitif. Pour ces motifs, en multipliant les raisonnements nons abandonnerions le terrain clinique qué nous ne voulons pas quitter. De l'exposé des observations dépend toute la valeur de ce travail.

Obs. — *Arthrite fongueuse du coude.* — Augustine B., née à l'Arbresle, Rhône, 19 ans. (Hôtel-Dieu, salle Saint-Paul).

Mauvais état géuéral, tempérament lymphatique ; la maladie remonte à six ans. Tuméfaction considérable, le membre est immobilisé par la douleur. Fluctuation à la face antérieure du coude, foyer de fongosités en dedans, au-dessus de l'épitrochlée.

17 juillet 1879. Arthroxésis. — Les règles décrites par M. Letiévant, à propos du coude de Bador furent suivies de point en point. Les masses fongueuses intra-articulaires occupaient surtout les régions radio-humérale, olécrânienne et coronoïdienne ; celle qui est située au-dessus de l'épitrochlée communiquait par deux filons fongueux, longs de deux à trois centimètres et divergents, avec la masse huméro-radiale, et avec la masse olécrânienne interne. Les fongosités furent enlevées jusqu'à la dernière.

Mêmes soins immédials que dans la première observation : suture métallique; un premier drain traverse le trajet sus olé-crânien, l'autre passe au-dessous de l'apophyse coronoïde ; irrigation phéniquée; pansement antiseptique que l'on renouvellera tous les deux jours. Immobilisation dans la demi-flexion et pronation, au moyen d'une gouttière.

— Pas de réaction inflammatoire vive; 17 soir 38°, pas de douleurs aigues. — Le 19, premier pansement, bon aspect de la plaie, la malade ne souffre pas et a de l'appétit, 37°,8. — Second pansement le 21, toujours état local et général satisfaisant. Le drainage est maintenu jusqu'au commencement de septembre; à cette époque le coude est encore tuméfié et la suppuration assez abondante. — *Novembre*, les mouvements communiqués s'exécutent dans une certaine étendue, la suppuration persiste. — *Février* 1880, rien de bien particulier à noter, les deux plaies se cicatrisent en partie, mais la suppuration ne disparaît pas. La malade quitte l'Hôtel-Dieu le mois suivant.

OBS. — *Tumeur blanche du coude.* — Françoise Chaquet, née à Saint-Sulpice, Savoie, 33 ans, entre à l'hôpital le 25 octobre 1879.

Rien du côté de l'hérédité : son père paraît avoir succombé à une pneumonie, sa mère vit encore. Elle s'est bien porté jusqu'au mois de juin 1879, à ce moment elle fut exposée longuement à la pluie sans pouvoir changer ensuite de vêtements. C'est alors que les mouvements du bras devinrent raides, et qu'une notable tuméfaction apparut. Actuellement, de légers mouvements sont encore possibles mais provoquent de très-vives douleurs. Deux fistules avec bourgeons charnus pâles conduisent la sonde jusqu'aux extrémités osseuses, elle s'enfonce assez loin au-dessous du triceps. Vastes foyers fongueux en avant et en arrière de l'articulation.

La malade est faible, cependant les grandes fonctions s'accomplissent bien.

28 octobre, anesthésie et abrasion suivant ie procédé ordinaire. Par l'incision externe et celle de la capsule on enlève

toutes les granulations sous-cutanées et celles qui entourent l'épicondyle et le radius. Nettoyage et conservation des ligaments postéro-externe et annulaire. En dedans, absence des cartilages de l'humérus, entre le condyle et la trochlée il n'en reste plus que des traces. Après l'opération pas de douleurs, pas de fièvre. Premier pansement le 31 octobre, 37°.5, le thermomètre ne s'élève jamais plus haut. Deuxième pansement le 3 novembre, plaie en bon état.

Le 7, plaie vermeille, suppuration assez abondante, mais pas de stagnation, douleur assez vive pendant le pansement parce qu'on lui laisse tomber le bras en pronation. Le 28, médiocre quantité de pus, cautérisation des bourgeons. Décembre, on commence à extraire la plupart des drains. Les plaies marchent à la cicatrisation vers la périphérie. La malade est revue actuellement : santé parfaite, mouvements communiqués faciles, plaies fournissant encore une certains quantité de pus.

Obs. — *Arthrite fongueuse du coude.* — Marie M···, âgée de 16 ans, est amenée à l'Hôtel-Dieu le 14 octobre 1879.

Début, il y a six mois. Au bout de trois mois, un abcès s'ouvrit à la partie postéro externe et au niveau du cul-de-sac supérieur de la région olécrânienne. On constate aujourd'hui une tuméfaction localisée à la région du coude, une fluctuation incomplète, la pénétration du stylet dans l'articulation. Douleurs spontanées peu vives, mais plus marquées la nuit. Aucun mouvement n'est possible.

Arthroxésis. 6 novembre. Les fongosités sont surtout accumulées autour de l'extrémité inférieure de l'humérus où toutes les couches du cartilage diarthrodial manquent. L'humérus et le radius fixés l'un sur l'autre ont été successivement nettoyés et laissés avec caractères suivants : surfaces rugueuses à saillies très petites, séparées par dépressions profondes. La cavité olécrânienne a été complètement mise à nu et dépouillée de ses fongosités, elle ne communiquait pas avec la cavité coronoïdienne également inspectée.

Les fongosités latérales de l'apophyse coronoïde existaient en
etite quantité, elles ont été abrasées. Condyle huméral dé-
pourvu de son cartilage, débarrassé des granulations qui l'entourent. Du côté du radius, la cupule n'a plus de cartilage, le
pourtour en présente seulement quelques traces facilement enlevées par la pince ; le col de l'os est entouré de fongosités qui
distendent modérément le ligament annulaire dont la face interne est abrasée ainsi que son cul-de-sac inférieur.

La surface profonde de la capsule, toute entière visitée, est
laissée avec son aspect blanc fibreux habituel. Lavage phéniqué. Les surfaces articulaires momentanément écartées sont
remises en place. Le soir de l'opération, 37°,9.

8 novembre, on fait le premier pansement, 38,5 et le soir 39.
Il n'y a pas eu d'hémorrhagie, peu d'inflammation autour de la
plaie qui paraît en bonne voie. Quelques douleurs pendant le
pansement.

10 novembre, beaucoup de détritus se détachent, plus de
douleurs. La tuméfaction diminue. Un mois plus tard on enlève
les drains.

Janvier 1880, la cicatrisation fait des progrès. Les mois suivants, la malade s'exerce aux divers mouvements de l'avant-
bras. L'écoulement du pus devient si faible et nécessite de si
rares pansements que la malade demande son exeat au commencement de juin.

Obs. — *Arthrite fongueuse suppurée du coude.* — Gabrielle
X..., 15 ans et demi. Salle St-Paul. (Service de M. Daniel Mollière).

Tumeur blanche datant de 10 mois. Les manœuvres intem-
pestives d'un rebouteur ont précipité la marche. A son entrée,
la douleur interdit tout mouvement du membre qui est en demi-
flexion et pronation. Des fongosités très abondantes donnent la
sensation caractéristique de fluctuation fausse. Coude énorme,
criblé de fistules dont plusieurs très éloignées remontent jusqu'à
10 centimètres au-dessus de l'articulation. Mobilité latérale
très accentuée. Etat général déplorable, véritable début de
fièvre hectique.

L'abrasion est pratiquée le 8 novembre 1879 par M. Létiévant assisté de M. Mollière. Les lésions étaient celles de la
synovite fongueuse et de l'ostéite superficielle. 38° le soir de
l'opération, le lendemain et jours suivants 37.5. Disparition de
toute douleur. On supprime les drains au bout d'un mois; le
mois suivant on communique quelques légers mouvements faciles et bien supportés. Etat général excellent, le malade prend
de l'embonpoint et de la fraicheur. En février 1880, la plaie interne qui se rétrécit de plus en plus est cicatrisée.

Mai. — Reste une petite fistule du côté externe donnant lieu à
un très faible écoulement.

Le 27 juillet, nous recevons la lettre suivante de M. Mollière :
« malade sortie il y a trois semaines; avec une fistule insigni-
fiante presque complètement cicatrisée. Les mouvements actifs
commencent à se produire. L'état général est on ne peut plus
satisfaisant. — Tout porte à croire que le succès sera complet ».

Obs. — *Arthrite suppurée (coude droit).* — Louis Béolet,
cultivateur, âgé de 34 ans est couché au n° 95 de la salle Saint-
Louis (Hôtel-Dieu).

Il prit part à la campagne de 1870-71, et commença à ressen-
tir de vives douleurs à cette époque. Rentré chez lui, il continua
à souffrir pendant plusieurs années. En 1874 tout mouvement
devint impossible. En 1877, il entra à l'hôtel-Dieu, dans le service de M. Fochier. On appliqua quatre raies de feu, le coude
placé dans la demi-flexion fut immobilisé dans un bandage sili-
caté, il sortit amélioré. Rentré chez lui, il voulut reprendre ses
travaux, et la maladie reprit avec une intensité nouvelle.

Plusieurs abcès se sont formés, fistules nombreuses situées
en avant, en arrière et sur les côtes. Coude volumineux, immobilisé dans la demi-flexion, tel est l'état qu'il présente à son
entrée le 17 novembre 1879.

Le 9 janvier 1880. Arthroxésis. Les trajets fistuleux sont
curés, les fongosités abrasées, mais elles sont peu nombreuses.
A l'ouverture de l'articulation on trouve surtout les lésions de
l'arthrite sèche : le radius a son extrémité supérieure élargie,

rugueuse, dure, une apophyse saillante siégeait au devant de
la cupule, on en fait la section. Du côté de l'humérus séquestre,
au niveau de la petite tête dont la surface inférieure est aplatie.
A la partie antéro-interne, dépression cupuliforme paraissant
résulter de l'issue d'un séquestre, et entourée de stalactites. Le
séquestre est en effet en marche, et rencontré dans la fistu :
Après curage complet, la luxation temporaire est réduite. La
plaie est toujours traitée de la même façon que précédemment.
Pansement de Lister. — Pendant la nuit, douleurs. — Le lendemain on refait le pansement. le malade se plaignant qu'il est
trop serré, — la température est de 37,5. — Nouveau pansement le lendemain, 37,4 le matin, le soir 39. On renouvelle
chaque jour le pansement, le thermomètre marque 38 le matin
38,5, le soir, rien d'anormal au niveau de la place.

— A partir du 17, le thermomètre descend à 37,5 et s'y
maintient définitivement. Les douleurs deviennent beaucoup
plus rares, la place a bon aspect, suppuration de bonne nature,
après la disparition des drains quelques semaines plus tard, on
essaye les mouvements de flexion, extension, supination, pronation, ils sont limités mais s'exécutent, état longtemps station-
naire. La malade est revue en juin, bon état général, plus de
douleurs, mouvements communiqués assez étendus, suppuration sensiblement diminuée mais pas encore tarie.

Obs. — *Ostéo-arthrite (articulation du premier métatarsien
et du premier cunéiforme.* — Louise Ferrand ; 18 ans dévideuse
née à Pont Beauvoision, Isère ; Hôtel-Dieu, salle Saint-Paul
n 74. — Il y a sept mois, la malade remarqua un commencement de tuméfaction sur le dos du pied, et bientôt le pied tout
entier fut envahi ; tout se dissipe après un repos d'une semaine
pour reparaître aussitôt que la malade reprend son travail. Ces
alternatives durèrent deux ou trois mois ; mais au mois d'août
dernier, outre que le gonflement persiste, une fistule s'ouvre
sur le dos du pied, deux autres se forment sur le bord interne
du pied, quelques jours plus tard — Douleurs vives — Repos,
badigeonnage avec la teinture d'iode. — Aucune amélioration —
la malade entre à l'hôpital le 28 octobre. — 5 décembre, opération : Incision latérale, six centimètres sur le bord interne du

pied, le milieu de l'incision tombant sur l'interligne articulaire.
Deuxième incision (3 centimètres) sur le dos du pied en dehors
de l'interligne — Quelques fongosités, quelques parcelles osseuses sont enlevées. On rugine les cartilages érodés, suture, drainage et pansement phéniqué. Légères douleurs les cinq ou six
premiers jours qui suivent l'opération. Le drain reste en place
jusqu'au 1er janvier. La plaie ne se cicatrisant pas rapidement
on place un nouveau drain qui reste jusqu'au 10 février, 21 février, place absolument cicatrisée, aucun gonflement, aucune
douleur.

La malade sort le 4 avril, complétement guérie.

Obs. — *Ostéo. Arthrite fongueuse du cou de pied. (côté gauche.)* — Henri Chanal, 17 ans, né à Valence, (Drôme), ouvrier
en soie, entre à l'Hôtel-Dieu, le 14 février 1880, 22, salle
Saint-Joseph.

Anamnèse. — Il parle d'une violente contusion du pied il y a
cinq ans, mais après un repos complet de quelques temps, le
membre reprit tout ses usages. Il y a un an seulement apparu-
rent des douleurs sourdes, puis aigues, à exacerbations noctur-
nes ; peu après tuméfaction douloureuse à la pression. Au bout
de six moix, ouverture d'un abcès sur le côté interne du tendon
d'Achille, la marche est impossible.

Pas d'antécédents rhumatismaux ; dans l'enfance manifesta-
tions scrofuleuses : Eczéma auriculaire, blépharites, conjoncti-
tés, etc.

Etat actuel. — Pâle, blond, d'une constitution débile, il est
marqué des stigmates de sa diathèse : nombreuses cicatrices
d'abcès, au front, au cou, aux cuisses, ostéite du premier métatarsien. Amaigrissement considérable mais pas de fièvre,
l'appareil respiratoire est sain.

Etat local. — Le pied est dans une forte extension et adduc-
tion, reposant sur son bord externe. Une deuxième fistule s'est
formée au niveau de la malléole péronière. Le stylet conduit par
les fistules arrivé sur des os dénudés. Douleurs spontanées,
très augmentées par la pression, par les mouvements commu-

niqués qui existent sur une assez grande étendue. (Le toucher et
le compas d'épaisseur dénotent l'hypertrophie des os. Ganglions
inguinaux engorgés du côté de la lésion.

Immobilisation dans la flexion à angle droit. Traitement interne anti-strumeux, aucume modification.

Arthroxécis, le 20 avril.

Région latérale externe. — Au devant de la molléole incision
de quatre centimètres sur un vaste foyer de fongosités sous cutané et conduisant : 1o sur la surface externe de la malléole
raréfiée, à tissu mou tombant facilement sous un raclage léger,
mais devenant ferme après quelques millimètres ; 2° par deux
orifices fistuleux dans l'articulation péronéo-tibiale inférieure
qui renferme des fongosités et présente la destruction des cartilages et de l'ostéite supercielle ; ligaments non détruits complétement ; 3° a l'articulation tibio-tarsienne.

Région latérale interne. — Incision de mêmes dimensions
au-devant de la malléole. On pénètre dans l'articulation tibiotarsienne. L'abrasion des fongosités laisse voir une surface tibiale inférieure privée de cartilage, irrégulière ; mêmes caractères de la poulie astragalienne. Col astragalien sans altération
appréciable, ainsi que la tête. La malléole interne mise à nu
a son tissu friable d'une coloration rouge vineux, une grande
partie disparaît par le grattage, restent les couches périostiques.
Ligaments internes en grande partie détruits. En arrière de la
malléole, foyer de fongosités communiquant sous le tendon
d'Achille avec le foyer externe. On passe un drain de la région
externe qui vient échouer à la partie interne du tendon d'Achille ; un autre drain de crin sort par le même orifice introduit par la plaie située au niveau de la malléole interne. Les
drains présentent donc la forme d'un Y, aucun n'est interposé
entre les surfaces articulaires. La luxation s'est formée par
une distension articulaire d'un centimètre d'écart, os replacés.
Une troisième incision postero-interne (5 millimètres) donne
seule passage audrain.

De Laprade.   3

En résumé, ce qui domine, ce sont les granulations et l'ostéite. Qui a précédé? probablement l'ostéite, sans que cependant on puisse l'affirmer.

Suture métallique des plaies.— Quand on retire la bande élastique un suintement sanguin se produit, on fait alors à la partie interne de la compression avec des éponges soutenues par des bandes phéniquées.

En effet dans la journée le sang traverse les pièces du bandage, il est procédé à un second pansement compressif qui arrête définitivement l'hemorrhagie.

Les suites furent des plus simples; le S. 37°8, quelques douleurs, le lendemain, plus de douleurs, M. 37°.5, soir 38, — 1 pansement le surlendemain, pus de bonne nature en petite quantité.

Le thermomètre ne dépasse jamais 38 degrés, tous les drains disparaissent au bout de six semaines, écoulement de moins en moins abondant.

Actuellement, écoulement insignifiant, — mouvements communiqués étendus et faciles. Le malade ne marche pas encore, mais de très légers mouvements actifs ont lieu, une forte pression sur la plante des pieds ne provoque pas de douleurs. La guérison dans un assez court délai ne paraît pas douteuse.

Obs. — *Tumeur blanche du genou*. — Jean Métroz, tourneur sur bois, 19 ans, entré à l'Hôtel-Dieu, le 3 avril 1880.

Rien du côté des antécédents, bonne santé antérieure. Souvent exposé au froid humide, il souffre depuis un an, mais depuis six mois seulement le séjour au lit est nécessaire. La tuméfaction apparut d'abord à la partie interne du genou, puis gagna les faces antérieures et externes; la synoviale est très distendue et épaissie; la circonférence du genou malade mesure sept centimètres de plus que celle du genou sain. — Atrophie des muscles de la jambe et de la cuisse.— Douleurs lancinantes; le membre est presque dans la flexion à angle droit. Deux fistules existent au niveau de l'extrémité supérieure du tibia, deux

autres à la face externe du genou, une cinquième au creux poplité, toutes pénètrent dans l'articulation. Mouvements de laté-
ralité.

13 mai, opération. Première incision externe joignant les
deux orifices fistuleux ; raclage des fongosités extra-articulaires.
Large ouverture de l'articulation, abrasion de tous les produits
morbides, autour des ligaments altérés mais non détruits, dans
la cavité articulaire jusqu'en arrière au creux poplité où se
trouve un large foyer et ou une deuxième incision plus petite est
pratiquée.

Troisième incision, interne ; mêmes manœuvres, on arrive
aussi jusqu'au creux poplité. En avant le doigt passe de l'incision
interne à l'incision externe. Les surfaces articulaires sont écartées, les cartilages érodés et les os rugueux sont ruginés super-
ficiellement. Nettoyage complet, il dure une heure. — Suture,
un drain de crins sort par les deux extrémités de chaque incision. — Pansement de Lister. — Le soir et le lendemain, température normale. — Le 15, pansement, irrigation phéniquée. —
Le 16, un peu de pus, léger décollement. Rien à noter pendant
quelques jours. Le 22 mai, phénomènes inflammatoires, 39°, le
lendemain 39,8, fusée purulente à la partie externe de la cuisse ;
incision, issue d'une certaine quantité de pus. Le thermomètre
oscille entre 38° et 38°.5 pendant trois semaines environ, le malade maigrit. A la fin de juin la température redevient normale,
la santé générale s'améliore, aucune souffrance, suppuration
rès diminuée. Actuellement, même état, le genou va bien.

CONCLUSIONS.

Impossible à réaliser avant Lister, l'abrasion intra-articulaire telle que nous venons de la décrire, constitue une opération nouvelle.

M. Létiévant a fourni les premières opérations.

Elle est parfaitement distincte de l'évidement et du raclage de quelques fongosités pratiquées par Volkmann.

Elle sera préférée à la résection, dans les cas d'arthrite fongueuse avec altérations des os peu profondes.

Au coude, elle a été suivie chez un malade d'un parfait rétablissement de la forme et des fonctions du membre, au bout de six mois. Chez deux autres opérés, on peut considérer la guérison comme très prochaine, à peu près dans le même espace de temps,

Elle évite tout raccourcissement et parait pour cela spécialement indiqué au membre inférieur. Elle a été pratiquée une seule fois au cou-de-pied, trois mois après l'opération, la guérison s'annonce comme rapide et certaine.

Toutefois plusieurs malades ne sont pas encore guéris, on ne saurait donc juger la méthode d'une façon définitive.

C'est une étude seulement commencée, forcément très incomplète, elle sera poursuivie par de plus autorisés.

A. PARENT, imprimeur de la Faculté de Médecine, rue M.-le-Prince. 31

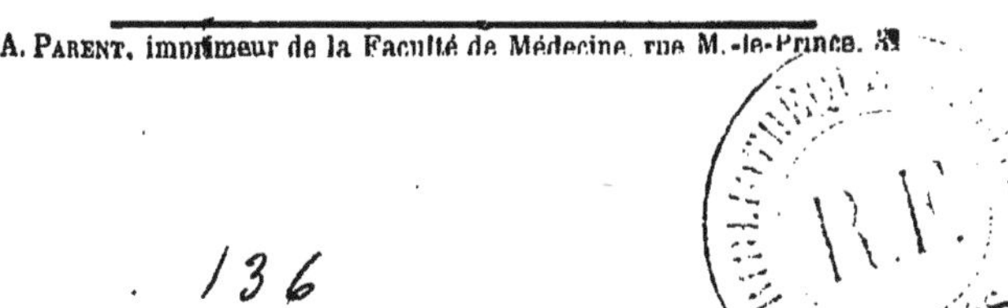

www.ingramcontent.com/pod-product-compliance
Ingram Content Group UK Ltd.
Pitfield, Milton Keynes, MK11 3LW, UK
UKHW022231070726
13613UKWH00004B/1891